AF496028

# TRAITEMENT & GUÉRISON

DES

# MALADIES DE POITRINE

## (PHTISIE-ASTHME-CATARRHE)

par la méthode des

## INHALATIONS D'AIR CHAUD
## ASEPTIQUE ET ANTISEPTIQUE

DU

# Docteur JOBERT

*Ancien interne, lauréat, Prix de médecine (1868)*
*Prix de chirurgie et d'accouchement (1869)*
*Honoré de deux médailles d'argent*
*Membre de plusieurs Sociétés savantes, etc., etc.*

## 3ᵉ ÉDITION

Chez l'Auteur, 11, Rue Bréda

# PARIS

Depuis le 20 février, deux éditions de cette brochure ont été épuisées. Depuis, des centaines de malades se sont adressés à moi : tous ont obtenu une amélioration marquée dès le début des inhalations, et la plupart sont en voie de guérison. Je ne puis malheureusement pas faire paraître les lettres de chaleureux remerciements de mes clients reconnaissants : il faudrait des volumes.

*3 juillet 1891.*

Docteur JOBERT.

# TABLE DES MATIÈRES

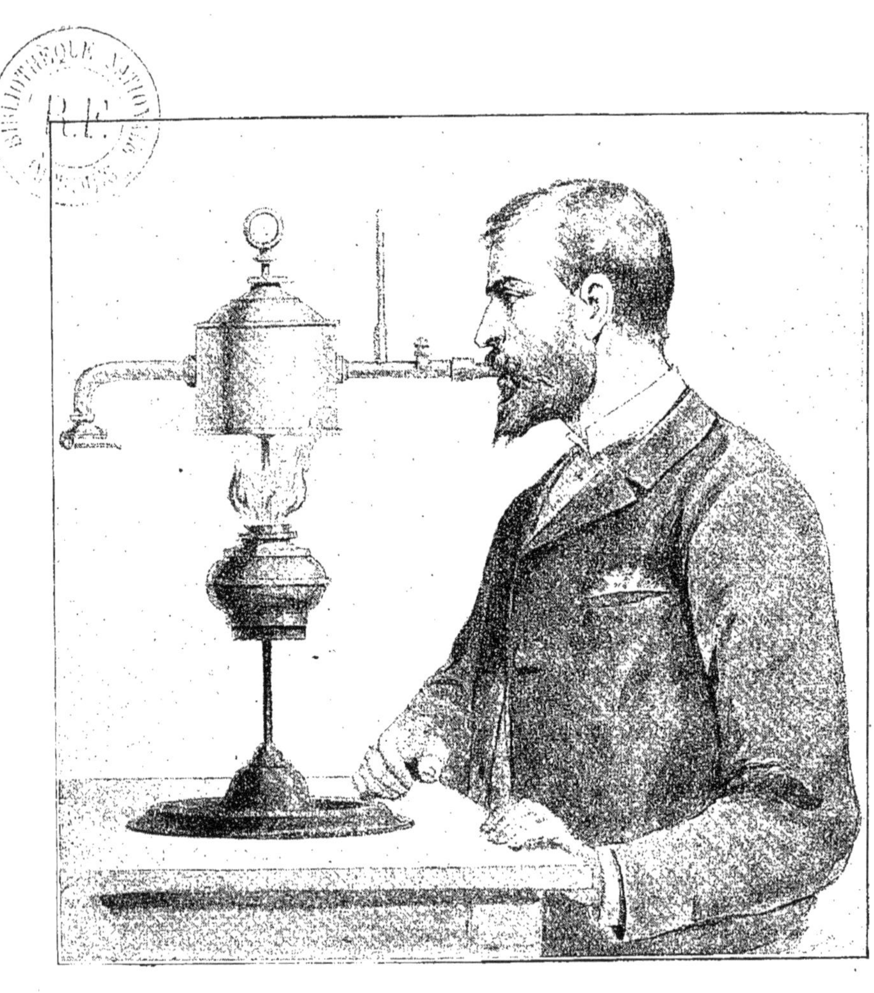

Dessin représentant un malade prenant
les inhalations d'air chaud aseptique et antiseptiqu

Depuis le 20 février, deux éditions de cette brochure ont été épuisées. Depuis, des centaines de malades se sont adressés à moi : tous ont obtenu une amélioration marquée dès le début des inhalations, et la plupart sont en voie de guérison. Je ne puis malheureusement pas faire paraître les lettres de chaleureux remerciements de mes clients reconnaissants : il faudrait des volumes.

*3 juillet 1891.*

Docteur JOBERT.

# TABLE DES MATIÈRES

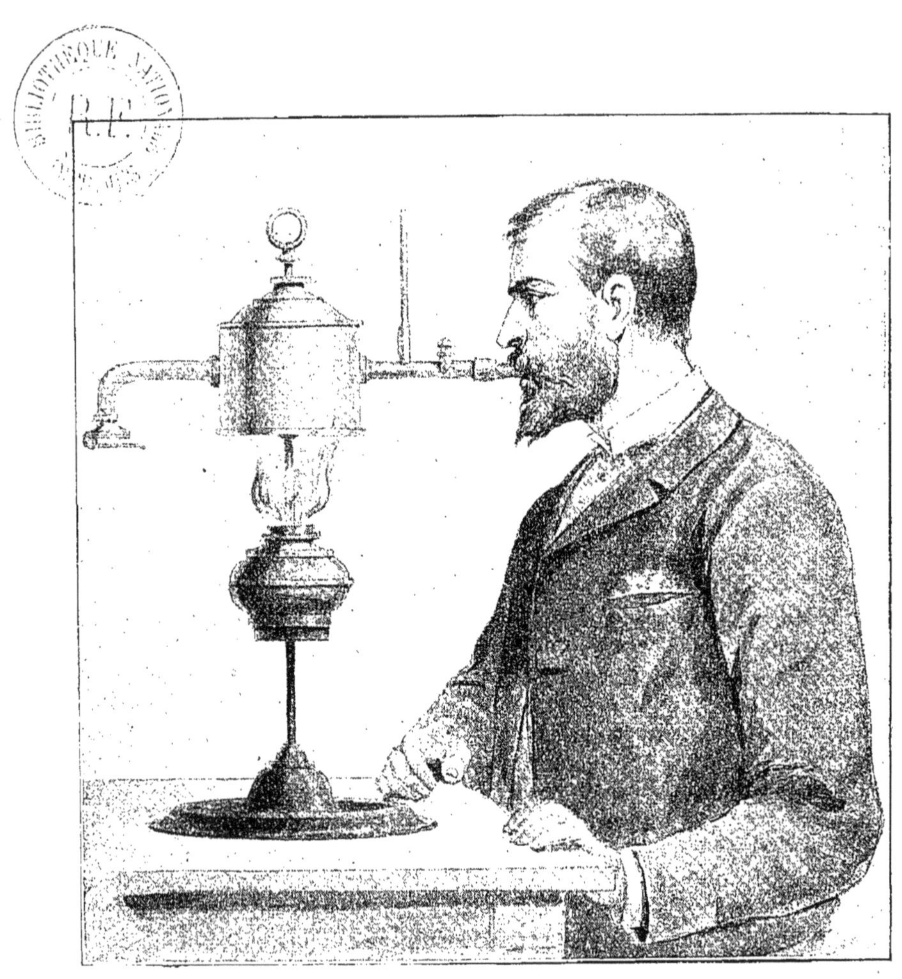

Dessin représentant un malade prenant
les inhalations d'air chaud aseptique et antiseptique.

# AVANT-PROPOS

L'année 1890, au point de vue médical, aura présenté cette particularité, qu'il s'est produit dans son cours un mouvement scientifique général, dirigé dans la recherche d'un traitement capable de guérir la phtisie, cette maladie jusqu'alors considérée comme incurable et qui fait par an plus de 80,000 victimes, en France seulement.

La découverte de Koch, de Berlin, n'a malheureusement pas donné, dans la pratique, les résultats qu'on espérait. La lymphe du professeur allemand ne guérit pas plus que l'injection merveilleuse de l'humble praticien d'Estissac (Aube), dont le nom, grâce à la publicité, a failli éclipser l'astre de Berlin. Combien d'autres méthodes sont allées rejoindre les vieilles lunes, non sans avoir, hélas ! comme la lymphe de Koch, fait de nombreuses victimes !

Une seule de ces méthodes de traitement doit être retenue : c'est celle du docteur Weigert; c'est la seule qui ait donné des résultats positifs et des guérisons attestées, non seulement dans la phtisie pulmonaire et laryngée, mais encore dans la bronchite chronique, accompagnée de catarrhe ou d'asthme.

Cette méthode fut d'abord expérimentée en Amérique, où elle donna des résultats surprenants, puis vulgarisée en France : c'est la méthode des inhalations d'air sec surchauffé.

Mieux que tout autre, j'ai été appelé à juger des effets merveilleux de la méthode, car j'ai dirigé, pendant quatre mois, la clinique des maladies de poitrine de la Chaussée-d'Antin, où l'on traitait exclusivement par la méthode des inhalations d'air sec surchauffé, les malades atteints de phtisie pulmonaire ou laryngée, de catarrhe bronchique ou d'asthme.

Pendant quatre mois, j'ai suivi attentivement et au jour le jour, plus de cent malades (les observations ont été publiées dans les numéros de l'*Union médicale* des 22 mai et 19 juin 1890), — tous ont été améliorés dans une période variant de cinq à dix jours : la toux cessait la nuit, de là retour d'un sommeil réparateur, l'appétit reprenait et avec lui les forces et l'embonpoint, la fièvre tombait, les transpirations nocturnes s'arrêtaient.

Malheureusement les circonstances me forçant à un départ précipité, je laissai la direction de la clinique pour m'éloigner de Paris pendant deux mois. A mon retour, quel ne fut pas mon étonnement de trouver la clinique et le magasin de vente fermés ! Le concessionnaire avait disparu, sans donner de ses nouvelles depuis mon départ.

Plusieurs de mes malades de la clinique me sachant de retour, vinrent me trouver à mon cabinet, me suppliant de leur continuer mes soins ; j'étais désolé de ne pouvoir procurer à mes anciens malades, le remède dont tous n'avaient eu qu'à se louer et auquel quelques-uns devaient un état voisin d'une guérison complète.

J'avisais aux moyens de poursuivre le traitement chez quelques malades de la clinique que je résolus de traiter chez moi, sous mes yeux, afin de suivre attentivement leur observation.

Je fis construire un appareil très bon marché, facile à chauffer, sans grands frais, qui permit aux malades d'aspirer un air chaud completement aseptique et de plus antiseptique, c'est-à-dire, chargé de créosote, dont on connaît la puissance antibacillaire.

Depuis deux mois, j'ai soigné, avec mon appareil, cinq de mes anciens malades de la clinique : sur ces cinq malades, j'ai eu le bonheur d'obtenir deux cas de guérison bien démontrés et trois améliorations qui marchent vers une guérison assurée.

Beau résultat, va-t-on dire : deux guérisons sur cinq ! Meilleur en tous cas que celui donné par les méthodes ordinaires, dont la moyenne de guérisons est zéro ! N'enseigne-t-on pas couramment dans les chaires officielles, que la phtisie, le catarrhe et l'asthme sont incurables (1).

Connaît-on jusqu'à présent une méthode capable de donner pareils résultats? J'en appelle à mes confrères et les supplie, dans l'intérêt de leurs malades, de vouloir bien m'écouter : quand ils se verront impuissants, par les moyens préconisés jusqu'alors, à soulager leurs malades et à arrêter cette marche lente mais progressive de la maladie vers le dernier degré de la cachexie et du marasme, qu'ils prescrivent les aspirations d'air chaud aseptique et antiseptique, car, s'ils persistaient dans un entêtement incomprehensible à répudier ce moyen de salut, ils manqueraient à leur devoir. Aussi, dans ce cas, le malade ou les personnes qui l'entourent devront, directement et d'eux-mêmes, recourir à la méthode salutaire des inhalations d'air chaud aseptique et antiseptique, et le plus tot sera le mieux, car les chances de guérison diminuent en raison du degré de la maladie.

20 février 1891.

Docteur JOBERT,

*Ancien interne, lauréat, Prix de médecine (1868)*

*Prix de chirurgie et d'accouchement (1869),*

*Honoré de deux médailles d'argent,*

*Membre de plusieurs Sociétés savantes, etc., etc.*

---

(1) La méthode améliore et guérit le catarrhe et l'asthme aussi bien que la phtisie : les accès de toux et de suffocation diminuent et cessent très souvent dès les premières inhalations. (Voir pages 6 et 7).

Les maladies de poitrine guérissables, par la méthode des inhalations d'air chaud aseptique et antiseptique, sont :

1º **La phtisie pulmonaire;**
2º **La phtisie laryngée;**
3º **L'asthme;**
4º **Le catarrhe.**

# PHTISIE PULMONAIRE

La phtisie pulmonaire est due à la présence par voie d'hérédité ou de contagion, dans le tissu du poumon, d'un microbe appelé bacille de la tuberculose.

**Premier degré.** — La bacille détermine la formation de tubercules : petites tumeurs fibreuses qui s'implantent par myriades dans le tissu du poumon, aux sommets de préférence, rendent ce tissu compact en lui retirant sa souplesse et son élasticité, et, par suite, empêchent les vésicules de se développer sous l'influence du courant d'air inspiré, de là, diminution du champ respiratoire et, par suite, suppression de l'hématose.

*Comme symptômes :* Difficultés de respiration, toux sèche et rauque avec crachats blancs spumeux, quelquefois striés de sang, ou bien concrets comme de l'amidon cuit et striés de lignes grisâtres; mouvement de fièvre le soir; perte d'appétit; diminution des forces; amaigrissement.

**Deuxième degré** — Chaque tubercule subit la dégénérescence cellulaire graisseuse et purulente, il se ramollit et vide dans les vésicules et les radicules bronchiques le produit de son ramollissement; chaque tubercule est remplacé par une petite cavité qui, subissant un travail d'ulcération gangreneuse, se confond avec les voisines et forme les cavernules.

*Comme symptômes :* Toux quinteuse grasse, humide, avec expectoration abondante, muco-purulente; crachements de sang pur; perte de sommeil et d'appétit; sueurs nocturnes; amaigrissement prononcé; fièvre. — Chez la femme, suppression des règles.

**Troisième degré.** — Les cavernules, en vertu du travail ulcératif qui continue, s'agrandissent, se rejoignent et se confondent pour former les cavernes, véritables trous qui varient de la grosseur d'un œuf de pigeon à celle du poing fermé.

*Comme symptômes :* Toux incessante et quinteuse, avec expectoration de crachats abondants, verdâtres et d'une odeur repoussante, l'inappétance et l'insomnie sont au maximum, la fièvre dure tout le jour, l'amaigrissement est extrême, marasme.

Pendant ces trois périodes, le microscope révèle la présence des bacilles dans les crachats, qu'ils soient spumeux (1ᵉʳ degré) ou muqueux et muco-purulents (2ᵉ et 3ᵉ degrés). — Le microscope est d'ailleurs un moyen sûr d'affirmer au début si une bronchite est simple ou tuberculeuse, car il ne faut pas oublier que la bronchite simple chronique, celle qui plus tard peut amener l'asthme ou le catarrhe, peut simuler une phtisie pulmonaire au premier degré; la présence des bacilles, révélés par le microscope, permet de poser un diagnostic certain (1).

---

(1) En envoyant dans une petite bouteille les crachats recueillis le matin au lever, je puis faire une analyse microscopique et signaler l'absence ou la présence des bacilles. — L'analyse est de 10 francs

# TRAITEMENT CURATIF DE LA PHTISIE

Trois indications se présentent pour le traitement curatif de la phtisie :

1° Tuer le germe infectieux : le bacille ;

2° Combattre le travail inflammatoire déterminé par la formation des tubercules (1er degré), le travail d'ulcération et de gangrène déterminé par le ramollissement et la fonte des tubercules (2e degré); s'efforcer de cicatriser les cavernes (3e degré) ;

3° Arrêter la consomption lente et progressive en relevant l'appétit et les forces du malade, calmant la fièvre, arrêtant la transpiration nocturne.

**Première Indication : tuer le germe infectieux : le bacille.**—Tuer le germe infectieux, le bacille, c'est la base de tout traitement de la phtisie. — C'est, en effet, le bacille qui détermine la formation du tubercule et préside à son évolution ; on le trouve toujours et à toutes les périodes de la maladie, dans les crachats des malades.

Il ne manque pas d'antiseptiques dont on prône les vertus; parmi eux, il en est un dont on ne peut nier l'efficacité, c'est l'air chauffé à 150° ou 200°. Pasteur, en effet, a prouvé que les bacilles ne pouvaient supporter une température de 40° à 50°. Il est en effet un fait expérimentalement démontré, c'est que le bacille ne peut vivre et se reproduire en dehors du degré de sa température *optima*, qui est sensiblement le degré de la chaleur animale 37°,5 ; son pouvoir de développement et de multiplication diminue à 38°,5 ; il est complétement aboli à 40° ; le bacille meurt à 50° et au delà. On a vanté d'autres antiseptiques : l'acide phénique, l'eucalyptus, la créosote, l'iodo-forme, que l'on a ordonnés en vaporisations, en injections sous-cutanées. Ces deux méthodes d'application ont des inconvénients qui nous les ont fait abandonner.

Au moyen de mon inhalateur, on peut respirer en même temps que l'air chaud tous les antiseptiques volatiles, au moyen de l'addition d'un écran de gaze chargé de la substance antiseptique, placé à l'orifice d'entrée de l'air dans l'appareil.

On peut parfaitement ordonner aux malades, en sus des inhalations aseptiques et antiseptiques, des préparations antiseptiques à l'intérieur, celles de créosote de hêtre, par exemple, pourvu que l'on soit sûr de la préparation, c'est ce que je fais quand mes malades ont usé pendant quinze jours de mon inhalateur : à ce moment, l'appétit est relevé et ils peuvent parfaitement supporter l'ingestion par l'estomac, d'une préparation de créosote de hêtre (1).

**Deuxième Indication : combattre l'évolution du tubercule.** — L'évolution du tubercule présente trois phases qui forment les trois degrés de la phtisie :

La formation du tubercule (1er degré), —Je prescris : inhalations d'air chaud aseptique et antiseptique matin et soir; préparation iodurée comme résolutive à l'intérieur; révulsion énergique de la peau : cautères, vésicatoires fréquemment renouvelés, pointes de feu.

Le ramollissement du tubercule (2e degré) : inhalations matin et soir ; créosote à l'intérieur (*capsules Job*) ; reconstituants (*élixir de Hubault*); révulsifs.

Cavernes pulmonaires (3e degré) : inhalations créosotées le matin ; inhalations iodoformées le soir ; créosote à l'intérieur (capsules Job); reconstituants (élixir de Hubault).

**Troisième Indication : arrêter la consomption lente.** — A tous les degrés de la maladie, la consomption lente s'accuse chez le malade par la perte des forces, l'amaigrissement.

---

(1) Les capsules Job sont pour moi la meilleure préparation créosotée. — Les personnes qui supportent mal les préparations de créosote sous forme d'huile, de vin ou de capsules, digèrent parfaitement les capsules Job grâce à la quassine qui entre dans leur composition.

Pour combattre cet état, les inhalations d'air chaud aseptique et antiseptique sont indispensables, car un des premiers symptômes d'amélioration que l'on remarque à leur usage, est le retour de l'appétit, bientôt suivi de l'engraissement. (V. les observations, p. **12.**)

Les reconstituants, sous forme de vin ou d'élixir — à base de quinquina, coca, etc., aident beaucoup aux inhalations — il en est un que je ne saurais trop recommander, c'est l'élixir de Hubault (1), reconstituant de premier ordre ; il est d'autant plus indiqué dans la phtisie qu'il contient de l'arsenic dont on connaît les propriétés reconstituantes et de la teinture d'Ergot de seigle qui empêche les hémoptysies assez fréquentes à tous les degrés de cette maladie.

# PHTISIE LARYNGÉE

C'est la même maladie que la phtisie pulmonaire, à cette différence que le tubercule s'implante dans le larynx et y fait ses ravages ; il est vrai de dire que rarement la maladie reste localisée au larynx ; un des deux poumons, sinon les deux, présente toujours un état pathologique dû à la présence du tubercule.

La phtisie laryngée présente 3 degrés comme la phtisie pulmonaire, suivant l'évolution du tubercule, les phénomènes locaux ou généraux sont les mêmes avec l'enrouement ou l'aphonie en plus.

Les mêmes indications du traitement se présentent.

Les inhalations d'air chaud aseptique et antiseptique font 'merveille (Voir les observations VII et VIII, page 14).

# ASTHME

Une des complications de la bronchite chronique est l'emphysème du poumon qui détermine l'asthme symptomatique.

Il est inutile de décrire ici les angoisses de l'asthmatique subissant un accès d'oppression et cherchant à les calmer par les cigarettes, les poudres ou les papiers anti-asthmatiques, sans réussir à diminuer le nombre d'accès ou à modifier l'état emphysemateux du poumon.

Les malades atteints de bronchite chronique qui sont menacés d'emphysème et consécutivement d'asthme, ont surtout de l'oppression à la marche, pendant les ascensions ou sitôt qu'ils donnent le moindre effort, ils entendent pendant la respiration des sifflements (sibilances et rhoncus) dans la poitrine, ils ne peuvent rester couchés et ne dorment au lit que le torse soutenu par plusieurs oreillers, dans une station assise.

L'emphysème à un degré avancé détermine des complications cardiaques (dilatation du ventricule droit) qui sont toujours graves.

---

(1) L'élixir de Hubault est fait avec le quinquina, la coca, la teinture de Seigle-ergoté, il contient un milligramme d'arseniate de soude par cuiller à bouche.

Il faut éviter ces complications cardiaques en employant les inhalations d'air chaud aseptique et antiseptique qui guérissent rapidement l'emphysème et la bronchite chronique par conséquent l'asthme.

(Voir les observations IX et X, pages 14 et 15).

## CATARRHE

Le catarrhe est déterminé par une expectoration abondante de crachats muco-purulents accompagnée de toux, chez les personnes atteintes de bronchite chronique.

Les malades atteints de catarrhe sont sujets à des quintes de toux continuelles qui la nuit, empêchent le sommeil ; le catarrhe peut simuler la phtisie pulmonaire, mais les crachats ne présentent pas de bacilles, d'ailleurs le catarrheux conserve l'appétit, n'a pas de fièvre et ne subit pas la déchéance organique qui use progressivement le tuberculeux.

Pour être moins grave en ses conséquences que la phtisie , le catarrhe fatigue par les quintes de toux continuelles qu'il détermine, aussi doit-on chercher le moyen d'en guérir.

Les inhalations d'air chaud aseptique et antiseptique viennent à bout rapidement de la bronchite chronique accompagnée de catarrhe.

(Voir les observations XI et XII, page 15).

# PRINCIPE DE LA MÉTHODE DES INHALATIONS D'AIR CHAUD ASEPTIQUE & ANTISEPTIQUE

La méthode des inhalations d'air chaud aseptique et antiseptique part de ce principe que le bacille de Koch ne peut vivre à une température supérieure à 40°; or, quand le thermomètre de l'appareil marque 200°, l'air inspiré est de 60° à l'entrée de la trachée, et à l'expiration il est encore de 45°. La destruction du bacille est d'autant plus certaine que cet air chaud est aseptique et antiseptique : aseptique, car en traversant les méandres de la boîte de chauffe, tout germe, spore ou ferment, soumis à une température de 300 à 400°, est détruit; antiseptique, puisqu'il se charge des produits volatiles antibacillaires en traversant l'écran de gaze créosotée, placé à l'orifice d'entrée de l'air.

L'air aspiré est donc aseptique, par conséquent, pur au premier chef; de plus, par sa température, il a acquis une élasticité très grande, une force d'expansion qui le fait pénétrer quand même dans les parties les plus intimes du poumon, dans ces parties justement privées du contact de l'air, par les lésions qu'elles comportent (congestions, tubercules, cavernes). — Pendant toute la durée des inhalations, la ventilation du poumon se fait profonde et réitérée. l'air aseptique, chaud et chargé de créosote. vient tuer le bacille *in situ*, dans ses repaires, l'hématose se rétablit, aussi le malade ne tarde pas à accuser les bienfaits des inhalations par une double amélioration portant sur son état général et son état local.

Le traitement agit encore d'une autre façon par la gymnastique pulmonaire, qui est obligatoire. Le malade est contraint à un certain effort pour faire jouer les soupapes de l'appareil; de là, gymnastique forcée des muscles respiratoires; aussi, constate-t-on le développement de la poitrine après un mois, six semaines d'inhalations.

Les inhalations ayant lieu deux fois par jour, la stérilisation est intermittente, mais l'effet des inhalations se maintient assez longtemps pour permettre, grâce à un traitement prolongé, d'arriver à la destruction des bacilles et à la guérison des cavernes.

## EFFETS OBTENUS PAR LES INHALATIONS

Il est bon de dire que les inhalations ne sont nuisibles dans aucun cas. Tout malade, à quelque degré de maladie qu'il soit, peut entreprendre une cure par cette méthode: dès le début, il ressentira une amélioration marquée dans les symptômes.

Après quelques inhalations :

1° *La toux cesse graduellement;* les quintes de la nuit qui tiennent les malades en éveil sont surtout supprimées, de même que les quintes qui surviennent après les repas et provoquent des vomissements;

2° *L'expectoration diminue,* se modifie : de purulente, devient muqueuse, puis finit par disparaître. Quelquefois on observe, au début des inhalations, une augmentation, mais elle ne dure pas; les cavernes ont l'air de se vider;

3° *La fièvre tombe;*

4° *Les sueurs nocturnes sont supprimées;*

5° *L'appétit augmente.* — Ce symptôme manque rarement au début des inhalations;

6° *Les forces renaissent* avec l'appétit et le sommeil; l'augmentation du poids du corps est constante;

7° *Les hémoptysies deviennent moins fréquentes,* et, s'il y en a au commencement du traitement, les premières inhalations les arrêtent totalement. L'air chaud semble agir ici comme l'eau chaude contre les hémorrhagies utérines. Chose curieuse c'est que les femmes qui n'avaient plus leurs règles, les voient revenir au bout de quelques semaines !

8° A l'auscultation, on constate la *décongestion du poumon,* une *modification de l'état catarrhal* et le *dessèchement des cavernes;*

9° Au microscope, on voit disparaître les fibres élastiques (preuves de gangrène du tissu pulmonaire) ainsi que les globules de pus. Quant aux bacilles, au début ils sont plus nombreux dans les crachats au moment où les cavernes se vident, puis ils diminuent rapidement jusqu'à leur disparition complète.

La durée du traitement est indéterminée et variable selon le cas; le moins qu'il puisse durer, c'est 100 à 120 jours, ordinairement 6 à 8 mois.

# MANIÈRE DE PRENDRE LES INHALATIONS D'AIR CHAUD
## ASEPTIQUE & ANTISEPTIQUE

On doit faire deux séances par jour : le meilleur moment est celui qui précède les repas principaux (dix à onze heures le matin — quatre à cinq heures le soir).

Les inhalations doivent durer une heure et demie maximum; mais, comme en règle générale, le malade ne doit jamais se fatiguer, la séance, au début, dans les premiers jours, peut n'être que d'un quart d'heure; on augmente de cinq à dix minutes pour arriver à faire des inhalations d'une heure, ce qui est une bonne moyenne.

Les aspirations doivent être lentes et profondes — l'embouchure de porcelaine doit être prise à pleine bouche — l'air expiré devra être rendu par la bouche (dans l'appareil), et non par le nez.

La température devra être de 100° au commencement de la séance, et sera élevée rapidement à 200 et même à 220°. Il est inutile d'aller plus haut. Si le malade constate, au commencement des inhalations, que le thermomètre ne monte pas au degré voulu, la cause en sera que les poumons n'ont pas encore la force d'aspiration nécessaire, il est inutile de se fatiguer pour arriver à faire monter le thermomètre; le degré doit être obtenu graduellement par la force d'aspiration du poumon, qui augmente petit à petit.

L'hémoptysie, avant ou pendant l'inhalation, n'est pas une cause d'arrêt des inhalations, car au lieu de les provoquer, les inhalations les empêchent. (V. Observation, III, page 13), elles agissent probablement là par la température; on sait que les injections d'eau chaude arrêtent les hémorrhagies de la matrice.

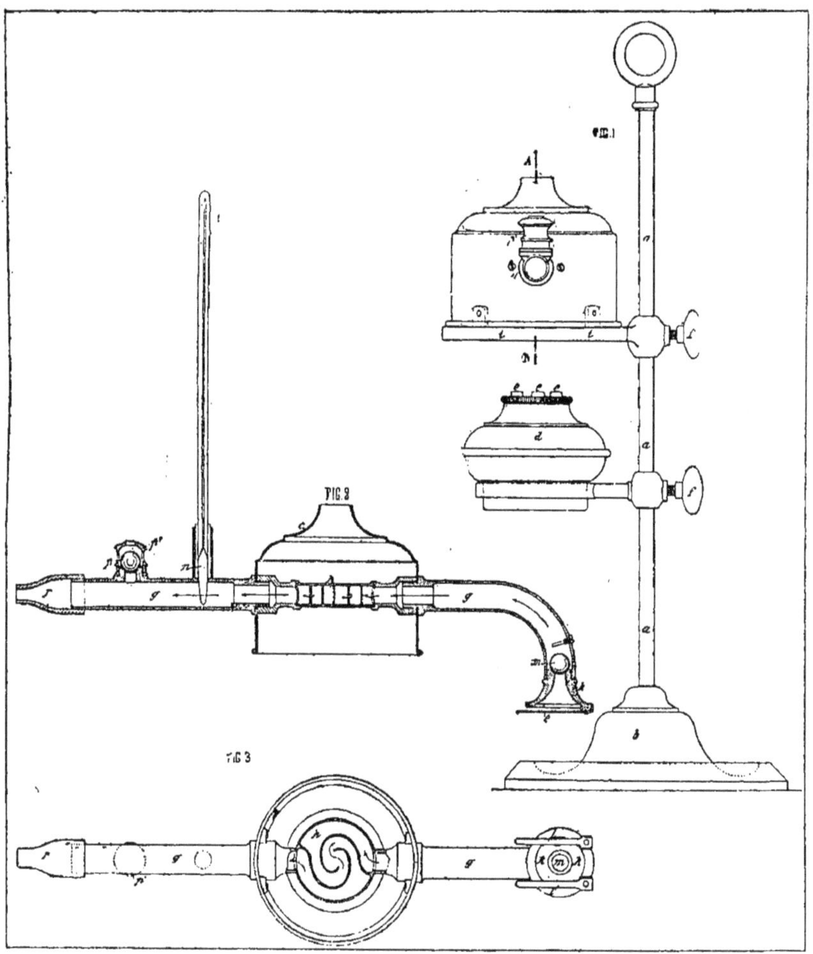

*Appareil inhalateur à air chaud aseptique et antiseptique.*

## DESCRIPTION DE L'APPAREIL

La fig. I du dessin, représente une élévation de l'appareil monté sur son support.

La fig. II représente la coupe longitudinale du même, suivant la ligne A. B. de la figure I.

La fig. III représente une vue en dessous de l'appareil, la boîte de chauffe représentée en coupe.

(Dans ces diverses figures, les mêmes lettres de référence désignent les mêmes parties).

Un support vertical *a*, fixé sur un pied *b*, suffisamment lourd pour assurer la stabilité de l'appareil, porte l'inhalateur proprement dit *c* et une lampe à alcool *d*, à une ou plusieurs mèches *e*, destinée à chauffer l'air qui traverse l'appareil.

Ces deux parties, inhalateur et lampe, sont entièrement indépendantes l'une de l'autre, se déplacent séparément le long du support et sont fixées sur lui, au moyen de vis de pression *f*, ce qui permet de régler à volonté, la température de l'air qui circule dans l'inhalateur, suivant qu'on les rapproche plus ou moins l'un de l'autre.

L'inhalateur proprement dit, se compose d'un tube en métal ou en toute autre matière appropriée *g*, qui porte vers son milieu une boîte *h*, circulaire et cloisonnée de manière à former une gaîne d'un grand développement. Cette boîte de chauffe *h*, est exposée à l'action des flammes de la lampe et l'air s'y échauffe pendant son passage.

La boîte de chauffe *h* est recouverte par la calotte métallique C de l'inhalateur, destinée à conserver la chaleur de la lampe, en même temps qu'il sert à fixer l'inhalateur sur son support *i*.

A l'une des extrémités, le tube *g* porte un ajustage de forme évasée *k* devant lequel sont disposées des tiges *l. l'*.

Ces tiges sont destinées à supporter des écrans de gaze en plusieurs doubles, sur lesquels on verse, avant chaque séance d'inhalation, quelques gouttes de créosote ; il est absolument nécessaire que la créosote soit pure, aussi j'engage vivement les personnes qui se servent de mon inhalateur, à me demander de la créosote quand leur provision sera usée.

Une soupape à boule *m*, placée dans l'embouchure du tube, intercepte la communication de l'air du tube avec l'extérieur, c'est la soupape de retenue ou d'aspiration.

A l'extrémité opposée, le tube inhalateur porte deux tubulures, dans l'une desquelles est engagé un thermomètre centigrade *n* marquant 300° au moins, tandis que l'autre porte une seconde soupape *p*, dont le siège est formé par la paroi même de la tubulure *p'*. Cette seconde soupape est celle de refoulement ou d'expiration. L'extrémité du tube *g'* porte une embouchure *r* en porcelaine émaillée.

Le fonctionnement de l'appareil est le suivant : après avoir allumé la lampe de façon que la flamme entoure la boîte de chauffe *h*, et placé sur les tiges *l*, un écran de gaze chargé de quelques gouttes de créosote, la personne qui se sert de l'appareil, introduit l'embouchure *r* dans sa bouche et effectue les mouvements naturels de la respiration.

Pendant l'inspiration, la soupape *m* s'ouvre et l'air traversant l'écran de gaze, placé sur les tiges *l*, se charge de créosote, entre dans l'appareil, s'échauffe dans la boîte *h* et arrive aux poumons de l'opérateur, comme l'indiquent les flèches du dessin (fig. 2 et 3). Pendant l'expiration au contraire, la soupape *m* se ferme, la soupape *p* s'ouvre et l'air expiré s'échappe par la tubulure qui porte cette dernière.

# OBSERVATIONS

## PHTISIE PULMONAIRE

OBSERVATION I. — *Bronchite tuberculeuse au 2ᵉ degré. — Bacilles constatés au microscope.*

Mᵐᵉ B..., 31 ans, couturière, malade depuis **3** ans.

*Symptômes.* — Toux quinteuse, expectoration purulente le matin ; hémopytsies fréquentes, la dernière deux jours avant le traitement, pas de sommeil ; sueurs nocturnes, pas d'appétit.

*Après le traitement.* — Au bout de 15 jours, la toux diminue, l'expectoration aussi, plus d'hémoptysies, moins de quintes la nuit, disparition des sueurs, retour de l'appétit, augmentation de poids.

5 avril : 55 kilogr.

30 avril : 56   —   100

9 mai : 56   —   600

17 juin : 56   —   700

C'est une des malades de la clinique qui sont revenus me demander de leur continuer mes soins et qui réclamaient le traitement par les inhalations. — Elle a suivi pendant 3 mois le traitement par les inhalations d'air chaud aseptique et antiseptique, aujourd'hui elle ne tousse plus, dort bien, mange avec appétit, elle pèse **57 k.** 525 ; à l'auscultation on perçoit un peu de rudesse respiratoire aux deux sommets mais pas de craquements ni de râles, le microscope ne décèle aucun bacille.

J'ai dit à la malade de reprendre à l'automne son traitement pendant **2** mois, ce qu'elle fera pour confirmer sa guérison.

---

OBSERVATION II. — *Bronchite tuberculeuse au 2ᵉ degré. — Ramollissement du sommet gauche.*

M Th. K.., menuisier, 32 ans, malade depuis 2 ans ; sa maladie est survenue à la suite de plusieurs rhumes successifs qu'il a négligés.

*Symptômes.* — Toux fréquente et expectoration considérable le matin. — Crachats mucopurulents contenant des bacilles, a eu deux hémoptysies d'une durée de un à deux mois chacune et tout dernièrement une troisième qui a durée quinze jours. — Sueurs intermittentes. — Sommeil brisé par des quintes de toux, a toujours conservé un peu d'appétit.

*Après le traitement.* — Au bout de trois jours, la toux du matin est moins fréquente, au bout de dix jours, presque nulle, les crachats deviennent spumeux, aérés. — Quoique le malade fût prédisposé aux hémoptysies, n'a pas craché une seule fois le sang pendant les trois mois qu'il est resté en traitement. Les sueurs de la nuit ont été supprimées et le sommeil rendu. L'appétit, assez bon avant le traitement, a notablement augmenté.

Poids du malade.    {   15 avril : 68 k. 100   30 avril : 68 — 300   Fin juin : 68 — 400

Le malade demande à quitter la clinique parce qu'il se sent guéri, plein de forces et qu'il va reprendre son travail.

A l'auscultation, modification très sensible des signes stéthoscopiques : encore un peu de rudesse de la respiration sans craquements au sommet gauche. Respiration normale au sommet droit.

Observation III. — *Bronchite tuberculeuse. — Engorgement des deux sommets.*

M. T..., Guillaume, 40 ans, employé, présente, outre les symptômes ordinaires, une hémoptysie considérable qui est survenue quelques jours avant de suivre le traitement par les inhalations ; pour calmer cette hémoptysie on lui donnait l'ergotine à haute dose, pendant les deux premiers jours l'hémoptysie persiste, les crachats sont noyés dans le sang pur, mais peu à peu tout rentre dans l'ordre et au quinzième jours du traitement l'hémoptysie est tout à fait arrêtée, notons que l'ergotine fut supprimée le jour où il commença les inhalations.

Les autres symptômes s'amendèrent et au bout de trois mois de traitement, le malade toussait modérément, n'avait plus de sueurs nocturnes, l'appétit était revenu, les forces avaient doublé, il pouvait faire 5 à 6 kilomètres à pied sans fatigue.

---

Observation IV. — *Bronchite tuberculeuse. — Matité aux deux sommets avec craquements. — Caverne à droite.*

Mme F. ., couturière, 43 ans.

La maladie a débuté par une coqueluche, il y a 3 ans. — Symptômes ordinaires : toux, expectoration, sueurs nocturnes, fièvre, pas de sommeil, pas d'appétit.

Au troisième jour du traitement, l'appétit reparaît pour augmenter progressivement ; au cinquième jour le sommeil n'est plus coupé de quintes, les sueurs disparaissent. — L'amaigrissement qui avait été considérable s'arrête ; le 22 avril, 64 kilogr., le 6 mai, 64 k. 600 gr.

Les bacilles constatés nombreux dans les crachats, disparaissent le 8 mai.

---

Observation V. — *Bronchite tuberculeuse. — Engorgement du poumon droit.*

Mlle P..., Albertine, 33 ans, couturière, présente de l'oppression constante, toux avec crachats muco-purulents le matin surtout, a eu il y a 3 ans une hémoptysie considérable. — Suppression des règles, — sueurs nocturnes, — insomnies, — amaigrissement considérable, — enfant mort de méningite tuberculeuse ; au microscope : bacilles dans les crachats.

Pendant 3 mois, 2 inhalations prises régulièrement.

Tous les symptômes se sont améliorés ; l'oppression et la toux ont disparu, les règles sont revenues, l'embonpoint a reparu, augmentation de plus de 2 kilogr. — Plus de bacilles dans les crachats.

J'ai conseillé à la malade de reprendre pendant 2 mois le traitement, pendant la saison d'automne.

---

Observation VI. — *Tuberculose généralisée dans les deux poumons.*

M. J. Th..., 41 ans, représentant de commerce, nous a été envoyé par le Dr Dibot, c'est un de nos cas de guérison les moins contestables et des plus probants pour l'excellence de la méthode des inhalations. — Le Dr Dibot a donné au malade un certificat constatant sa guérison par notre méthode.

M. J. Th..., à la suite d'une bronchite prise il y a 6 ans, dans un de ses nombreux voyages à l'étranger, ne put se relever. Après avoir suivi tous les traitements préconisés contre sa maladie qui ne faisait qu'empirer, il se soumit aux inhalations pendant 7 mois consécutifs.

Dès les premiers jours l'amélioration fut rapide : cessation de la toux, reprise du sommeil, suppression des sueurs, réveil de l'appétit, si bien qu'au bout d'un mois le malade ne présentait plus de bacilles dans les crachats, il avait engraissé d'un kilogr. et faisait plusieurs kilomètres à pied sans oppression et sans fatigue.

La persévérance du malade à suivre son traitement par les inhalations d'air chaud aseptique et antiseptique, est pour beaucoup dans la guérison, mais je dois dire qu'au bout d'un mois, le malade, en même temps, qu'il faisait 2 inhalations créosotés par jour, prenait avant chaque repas 3 Capsules Job et une cuillerée à soupe d'Elixir de Hubault, après chaque repas.

---

### Observation VII. — *Phtisie laryngée. — Aphonie.*

M^me W..., cuisinière, 26 ans.

Toux fréquente le matin, crachats purulents, — fièvre vesperale, — sueurs nocturnes intermittentes, — peu de sommeil, — aphonie complète.

Au bout de 8 à 10 jours, l'état général et local sont rapidement améliorés.

La malade engraisse, dort ; l'aphonie a disparu complètement ; l'auscultation est très satisfaisante.

Ses maîtres doivent partir à la campagne 3 juillet 90 ; elle cesse le traitement pour prendre pendant son séjour à la campagne, les Capsules Job et l'Elixir de Hubault, — à son retour en novembre 90, son état est resté stationnaire, elle reprend les inhalations pendant deux mois. — Guérison maintenue.

---

### Observation VIII. — *Laryngo-bronchite tuberculeuse. — Engorgement du sommet gauche.*

M. Jean B..., garçon brasseur, 36 ans.

Toux quinteuse fréquente surtout la nuit, pas d'hémoptysies, pas de transpirations nocturnes. — Appétit satisfaisant, — aphonie presque complète, — a dû cesser son travail depuis 6 mois.

Au bout de quelques jours, les quintes de la nuit sont supprimées, le sommeil est revenu, au bout de 3 mois de traitement ; le malade qui n'avait pas beaucoup maigri, a engraissé de 600 grammes, petit à petit la voix est revenue normale.

Il reprend son travail, revient nous voir au bout d'un mois ; sa profession pénible ne le fatigue nullement.

---

### Observation IX. — *Bronchite chronique. — Asthme.*

S..., Charles, 60 ans, sans profession, est aujourd'hui atteint d'asthme confirmé, à la suite de rhumes et de bronchites répétées depuis une trentaine d'années. Il ne peut ni marcher, ni rester couché, passant son temps à fumer des cigarettes de stramonium. Pas de fièvre, pas d'hémoptysies, aucun symptôme cardiaque. Bon appétit.

A l'auscultation la poitrine est pleine de râles sibilants et ronflants.

Le 22 avril, première inhalation très bien supportée, de même deux inhalations de une heure, pendant vingt jours. Dès le cinquième jour, la toux et l'oppression diminuent notablement. Le malade peut dormir allongé dans son lit, la sibilance et les ronflements bronchiques ont disparu. — Le malade monte allègrement ses trois étages, mange bien, dort tranquillement.

---

OBSERVATION X. — *Bronchite chronique. — Asthme commençant.*

D..., 41 ans, cuisinier chef d'une grande maison, est atteint de bronchite depuis 2 ans, il a de l'oppression accompagnée de sibilances qui le force à quitter plusieurs fois par jour sa cuisine, à cause de la chaleur ; il ne peut rester la nuit, couché sur le dos ; la marche l'essouffle ainsi que la montée de son escalier, — il a été obligé de demander un congé pour se soigner.

A l'auscultation : Bronchite chronique généralisée. — Sibilances rhoncus, pas de symptômes cardiaques.

Il suit le traitement par les inhalations pendant un mois du 25 mai 90 au 25 juin, et graduellement l'oppression disparait ainsi que les sifflements de la poitrine ; au bout du mois il marche, monte ses quatre étages, sans oppression, il reprend son métier parfaitement guéri, — nous avons eu occasion de revoir plusieurs fois ce malade, la guérison ne s'est pas démentie.

---

OBSERVATION XI. — *Bronchite chronique. — Catarrhe.*

M<sup>me</sup> E. P..., 63 ans, rentière, est atteinte d'une bronchite avec catarrhe depuis une trentaine d'années, mais jusque-là sa maladie était supportable, elle dormait une partie de la nuit et restait des intervalles de deux heures dans la journée sans tousser. — Depuis 15 jours, elle tousse toute la journée et toute la nuit et expectore des crachats purulents en quantité, elle n'a pas un moment de repos, c'est à peine si la nuit elle a 2 heures de sommeil. M<sup>me</sup> E. P..., se soumet au traitement par les inhalations deux fois par jour, dès le quatrième jour la toux et l'expectoration deviennent moins fréquentes la nuit, le sommeil a duré 2 h. 1/2 consécutives, ce que M<sup>me</sup> E. P..., n'avait pas éprouvé depuis plus d'un mois. — Au bout de six semaines de traitement. M<sup>me</sup> E. P..., tousse encore un peu le matin en se levant, mais la journée et la nuit se passent sans toux ni expectoration.

---

OBSERVATION XXII. — *Bronchite chronique. — Catarrhe.*

M. l'abbé B..., 35 ans, vicaire d'un gros canton de la Brie, est atteint d'une bronchite chronique avec expectoration abondante, qui le fatigue beaucoup, il ne peut plus se vouer à la prédication, dans laquelle il excellait, il a maigri beaucoup, il nous consulte se croyant atteint de phtisie. — Après plusieurs examens on ne trouve aucun bacille dans les crachats ; c'est une simple bronchite catarrhale.

Pendant 2 mois consécutifs, il prend régulièrement 2 inhalations par jour et insensiblement tous les symptômes de sa bronchite disparaissent.

Aujourd'hui il a engraissé de trois livres, il a repris ses prédications qu'il fait sans fatigue.

**Le D<sup>r</sup> JOBERT** consulte par correspondance, lui écrire : *11, rue Bréda, à Paris*, il répond par courrier sur tous les cas qu'on veut bien lui soumettre, à condition qu'on lui donne les renseignements suivants :

— Age du malade ? — Son sexe ? — le père, la mère, les frères ou les sœurs, ont-ils eu des maladies de poitrine ?

Début de la maladie ?

Y a-t-il eu des hémoptysies (hémorrhagies pulmonaires) antérieures ou de simples crachements de sang ?

Etat actuel de la maladie ? — Le malade tousse-t-il plus souvent la nuit que le jour ? — Les crachats sont-ils abondants, striés de sang, spumeux ou épais ? leur couleur ?

Y a-t-il oppression habituelle ?

Y a-t-il enrouement ou aphonie ?

Y a-t-il de la fièvre ? Continuellement ou à certaines heures de la journée ?

Y a-t-il sommeil pendant la nuit ?

Y a-t-il transpirations nocturnes ?

L'appétit est-il conservé ?

Les digestions se font-elles bien ?

Y a-t-il diarrhée habituelle ?

L'amaigrissement est-il considérable ?

Le malade se lève-t-il ? Vaque-t-il à ses affaires ?

Dire les traitements antérieurs suivis ?

----

N. B. — Prière de répandre le plus possible cette brochure ; c'est véritablement un devoir humanitaire de faire connaître cette méthode aux intéressés. Aussi le D<sup>r</sup> JOBERT se fera un devoir d'envoyer sa brochure franco à toute adresse qu'on voudra bien lui faire connaître.

Imp. J. Céas et Fils, Valence et Paris.

Le Docteur JOBERT n'a pas prls de brevet pour son appareil, tout le monde peut en faire construire suivant les indications de la planche, représentant la disposition et les coupes de l'appareil.

---

## *PRIX DE L'APPAREIL INHALATEUR*

muni de son thermomètre
et de son embouchure en porcelaine.

**Bronzé : Prix 50 fr. 5** %<sub></sub> d'escompte au comptant soit net : **47 fr. 50**
**Nickelé :** »   60 »  **5** %<sub></sub>   »        »   soit net : **57 fr.** »

---

Pour faciliter l'achat de l'inhalateur, le D<sup>r</sup> JOBERT accepte en paiement **20** fr. comptant et 3 traites postales de **10** fr. chacune, payables mensuellement.

Le D<sup>r</sup> JOBERT prie les personnes qui feront usage des inhalations à air chaud aseptique et antiseptique, de se servir de créosote de hêtre parfaitement pure. Pour garantir de la fraude, il fait préparer en flacon, muni d'un compte-goutte, de la créosote de hêtre présentant toute garantie de pureté. — Chaque boîte contient des écrans de gaze spéciaux pour l'appareil inhalateur.

PRIX DE LA BOITE : **3 FR.**

---

2 pièces de l'appareil sont susceptibles d'être cassées ce sont : l'embouchure et le thermomètre. Pour les remplacer envoyer un mandat-poste au D<sup>r</sup> JOBERT.

**Le thermomètre coûte 5 fr.**
**L'embouchure**       »   **4** »

---